Ollivier

0

HISTOIRE

ANATOMIQUE ET PATHOLOGIQUE

DES

BOURSES MUQUEUSES CHEZ L'HOMME.

PAR LE DOCTEUR **OLLIVIER** (D'ANGERS),
Membre de l'Académie Royale de Médecine, etc.

BOURSES MUQUEUSES ou **BOURSES MUCILAGINEUSES, SYNOVIALES.** — Tel est le nom général, et assez impropre, sous lequel on désigne de petits sacs membraneux, contenant une humeur onctueuse, et qui appartiennent à la classe des membranes séreuses ou synoviales. Comme ces dernières, ils sont fermés de toutes parts, formant autant d'ampoules vésiculeuses ou oblongues, dont les parois sont blanches, minces, demi-transparentes, adhérentes aux parties voisines par leur face externe, contiguës à elles-mêmes, et humectées d'un liquide onctueux à leur face interne. Leurs usages communs sont d'isoler certaines parties, d'en faciliter les mouvemens, ou de favoriser le glissement des unes contre les autres. Quoique identiques entre elles, sous le rapport de leurs caractères anatomiques, les bourses muqueuses présentent cependant des différences d'après la situation particulière de chacune d'elles ; de là leur division en bourses muqueuses sous-cutanées et bourses muqueuses des tendons et des muscles.

§ I. BOURSES MUQUEUSES SOUS-CUTANÉES. — Ce premier genre a été indiqué à peine par les anatomistes. Camper seul en avait dit quelques mots (*Hist. et Mém. de la soc. roy. de méd.*, an. 1783-85, p. 145). Béclard en a donné la première description dans ses *Additions à l'anatomie générale* de Bichat, dans la première éd. du *Dict. de Médecine*, et dans son *Anat. générale.* Je répèterai ici ce qu'il dit de leurs caractères anatomiques : Les bourses synoviales sous-cutanées se rencontrent dans tous les points où la peau recouvre des parties qui exécutent de fréquens mouvemens; on en trouve en quelque sorte le rudiment dans le tissu cellulaire lâche et très extensible qui existe entre toutes les parties très mobiles. Celles qu'on observe le plus constamment sont situées entre la peau et la rotule, entre le trochanter et la peau, derrière l'olécrâne, sur l'acromion, devant le cartilage thyroïde, entre la peau et le côté de l'extension des articulations métacarpo et métatarso-phalangiennes, et de celles des premières phalanges avec les secondes. Toutes ces dernières sont ordinairement confondues avec celles des tendons voisins. Assez souvent on en trouve derrière l'angle de la mâchoire.

Pour rendre les bourses muqueuses sous-cutanées très apparentes, et les étudier, il faut les remplir d'air. On voit alors qu'elles forment une cavité obronde, multiloculaire, c'est-à-dire divisée par des cloisons incomplètes, mais exactement close; l'air qu'on y insuffle y reste renfermé, et ne s'infiltre pas dans le tissu cellulaire environnant. Les parois de cette cavité membraneuse sont très minces et peu résistantes. Leur structure est fort simple, de même que celle des membranes séreuses en général, et semble ne différer du tissu cellulaire que par une condensation un peu plus grande. Il existe très peu de vaisseaux dans l'épaisseur de ces membranes : elles contiennent un liquide onctueux ou mucilagineux, trop peu abondant pour qu'on puisse le bien examiner.

Les bourses synoviales sous-cutanées et le liquide onctueux qu'elles renferment ont évidemment pour usage local de favoriser le mouvement des os sous la peau.

Elles se développent de très bonne heure; elles existent à l'époque de la naissance, et sont alors très aisées à apercevoir à cause du liquide assez abondant qui les humecte. Celle du genou est surtout très apparente chez le fœtus. Leur développement augmente en proportion de l'exercice des parties qu'elles recouvrent. Béclard a remarqué que celle de l'acromion devient plus apparente chez les individus qui portent habituellement des fardeaux. Il n'est pas rare d'en trouver une alors au devant de la saillie que forme la septième vertèbre cervicale : je l'ai observée plusieurs fois. Celle du genou est plus large et plus distincte chez les personnes qui se mettent fréquemment à genoux; aussi est-elle très apparente chez les couvreurs, les blanchisseuses, les gens d'église, etc. Toute causequi détermine une pression et un frottement continus de la peau contre une partie osseuse saillante de quelque région du tronc et des membres, peutainsi donner lieu à la formation accidentelle d'une bourse muqueuse sous-cutanée. Chez les tailleurs, qui ont habituellement les jambes croisées sur leur établi de telle sorte qu'ils s'appuient sur la face externe du pied et de la jambe, on trouve très souvent une bourse muqueuse sur la malléole externe. Cette observation est due à M. Velpeau (*De la contusion*, etc. Thèse de concours, 1833, p. 39). On voit de même chez les pieds-bots une bourse muqueuse à l'endroit où la peau éprouve un frottement. M. Brodie a reconnu qu'il en existe une dans l'épaisseur de cette saillie, très prononcée chez un assez grand nombre d'individus, qu'on désigne vulgairement sous le nom d'*oignon*, et qui est situé à la face interne de l'articulation métatarso-phalangienne du gros orteil (*Traité des malad. des articul.*, trad. franç.; Paris, 1819, in-8°, p. 234). Il n'est pas rare non plus d'observer une bourse synoviale sous-cutanée sur le coude-pied, au dessus de l'articulation tarso-métatarsienne du même orteil. Elle acquiert quelquefois un volume assez considérable chez les individus qui portent ordinairement des sabots lourds et couverts. Enfin, M. Brodie en a trouvé une au devant de la saillie anguleuse d'une gibbosité, à la suite d'une carie vertébrale (*loc. cit.*, p. 239). Ces divers exemples de bourses muqueuses sous-cutanées accidentelles démontrent clairement que toutes sont le résultat d'une pression et d'un froissement long-temps répétés de la peau contre une saillie osseuse sous-jacente. C'est par un mécanisme analogue que se développent les capsules synoviales plus étendues qu'on trouve dans les articulations accidentelles. Sur le cadavre d'un homme qui portait des deux côtés du cou une énorme tumeur encéphaloïde qui s'appuyait en bas sur la clavicule, M. Bérard aîné trouva, à droite et à gauche, une bourse synoviale qui se réfléchissait de l'os sur la tumeur, et dont la cavité eût pu contenir une noix (*Arch. gén. de méd.*, an. 1830, t. XXII, p. 514).

PATHOLOGIE. — *Plaies.* — Les plaies des bourses muqueuses sous-cutanées ne peuvent donner lieu à aucune considération particulière. Lorsque ces capsules membraneuses sont divisées accidentellement, la cicatrisation des tégumens s'opère avec une égale promptitude : aucun auteur n'a signalé d'accidens, tels qu'épanchemens sanguins, abcès, etc., qui aient résulté alors de l'ouverture plus ou moins large de ces capsules. J'ai vu plusieurs plaies de la partie antérieure du genou qui intéressaient toute l'épaisseur des tégumens jusqu'à la rotule, et dans lesquelles la bourse muqueuse de cette région se trouvait nécessairement comprise ; la cicatrisation en a été aussi prompte que dans toute autre région du corps.

Contusions. — Il n'en est pas de même des contusions ; car on peut dire que, dans la plupart des cas, ce genre de lésion est l'origine des altérations diverses dont les bourses muqueuses sous-cutanées deviennent le siége, comme le prouvent les exemples cités par Gooch (*a practical treatise on wounds*, etc. ; Norwich, 1767, in-8°, t. I, p. 261 et suiv.), C. Bell (*a system of surgery ;* Edimbourg, 1768, in-8°, t. V, p. 476 et suiv.), Monro (édit. de Rosenmuller, in-fol., sect. IX, p. 89), Camper (*loc. cit.*, p. 145 et suiv.), Koch (*Dissert. de morbis bursarum tendinum mucosarum ;* insérée dans le *Delect. opusc. med.* de J. P. Frank, t. X, p. 236 et suiv.), Herwig (*de Morbis bursarum mucosarum*, dans la *Collect. des dissert.* de Gottingue, t. II, part. I, p. 11), M. Asselin (*Considérat. sur les tumeurs des bourses ou capsules muqueuses du genou ;* dissert. inaug. ; Strasbourg, 1803, in-4°), et M. Velpeau (*de la Contusion dans tous les organes ;* thèse de concours ; Paris, 1833, in-4°, p. 38 et suiv.). La contusion des bourses muqueuses sous-cutanées est assez fréquemment suivie d'un épanchement de sang dans leur cavité, épanchement qui s'effectue presque sans douleur, ne devient apparent qu'au bout de quelque temps, et ne fixe l'attention des malades que lorsque la tumeur cause de la gêne par son volume. Tantôt le liquide est résorbé plus ou moins promptement, surtout quand on en favorise la résolution par une compression méthodique et l'application de topiques appropriés. Tantôt, au contraire, la tumeur reste la même, ou bien elle augmente lentement de telle sorte, qu'elle parvient à un volume considérable au bout de plusieurs années. Telle paraît être l'origine de la plupart de celles de ces tumeurs qu'on désigne sous le nom de *loupes*, qui ont leur siége dans les capsules muqueuses sous-cutanées, opinion à l'appui de laquelle on peut invoquer les recherches de Hunter, qui tendent à démontrer que le sang qui cesse de circuler perd sa fluidité, devient concret, et peut alors subir des transformations très variées après un temps plus ou moins long.

Épanchemens. — Quand on ouvre ces tumeurs sanguines peu de temps après leur apparition, on trouve la capsule synoviale remplie de caillots d'un sang noir, ou décolorés en partie, et mêlés à un liquide onctueux et filant. Si l'épanchement est d'une date plus ancienne, les parois de la capsule sont dures, coriaces, quelquefois d'une épaisseur considérable, formées de couches concentriques assez analogues à celles qu'on observe dans les tumeurs anévrysmales anciennes; sa cavité est traversée par des brides ou des demi-cloisons fibro-celluleuses. La matière contenue dans cette poche sous-cutanée est tantôt grisâtre ou jaunâtre, rousse ou noirâtre, grenue, se laissant facilement écraser entre les doigts; tantôt elle est plus liquide, mêlée de grumeaux nombreux et irréguliers, de consistance pulpeuse, ou plus solide, qui paraissent être de la fibrine altérée. M. Velpeau a observé ces différens états de la matière épanchée dans les bourses muqueuses sous-cutanées de la rotule, de l'olécrâne, et dans celle qui existe accidentellement sur la malléole externe. M. Bérard aîné a vu deux tumeurs de cette espèce, situées au devant de chacun des genoux d'un couvreur : l'une avait la grosseur d'un œuf d'autruche, l'autre celle d'une orange; en outre, il en existait plusieurs petites au devant du tibia gauche. Toutes contenaient un liquide épais, de couleur café au lait, mêlé de concrétions demi-solides formées de fibrine altérée. Ordinairement une partie de la matière contenue dans ces kystes ressemble à un liquide oléagineux, plus ou moins trouble, et analogue à la synovie.

Corps étrangers cartilaginiformes. — Des observations assez nombreuses ont démontré à M. Brodie que les grumeaux fibrineux (qu'il nomme *lymphe coagulable*), tantôt libres, tantôt adhérens aux parois de la bourse muqueuse, subissent parfois une transformation qui leur donne l'aspect et la consistance de lames fibro-cartilagineuses (*Traité des malad. des articul.*, p. 232 et suiv.). Telle est, suivant cet auteur, l'origine des corps étrangers, assez semblables, par leur forme, à des semences de fruits, qu'on trouve quelquefois en grand nombre dans les capsules muqueuses sous-cutanées, dans celles des tendons, et dans les articulations, suivant M. Velpeau, qui a fait des observations analogues (*voyez* l'article Articulation (*corps étrangers*), p. 178 et suiv.). Cette opinion me paraît d'autant plus fondée que, dans la plupart des cas où des corps cartilagineux ont été retirés des bourses muqueuses sous-cutanées, les malades rapportaient l'origine de la tumeur à une chute ou à des contusions répétées. Je rappellerai entre autres le fait que cite Camper (*loc. cit.*, p. 146), dans lequel il trouva la bourse muqueuse sous-cutanée de l'olécrâne remplie de ces productions accidentelles. M. Jules Cloquet a rapporté un exemple semblable (*Archiv. gén. de méd.*, t. IV, p. 314). La capsule synoviale de la rotule en contient aussi fréquemment.

Lorsque les concrétions fibrineuses ont acquis ainsi l'aspect et la consistance du tissu fibro-cartilagineux, le liquide au milieu duquel elles nagent, et qui distend la bourse muqueuse, a lui-même d'autres caractères. Il ressemble à la synovie; il est toujours onctueux, filant, transparent; sa couleur est jaunâtre, quelquefois rosée; il a parfois la consistance d'une gelée tremblante; il paraît être contenu dans des mailles d'une finesse extrême, comme l'humeur vitrée dans la membrane hyaloïde. Sa quantité peut varier d'une demi-once à une livre et plus.

Hygroma ou hydropisie des bourses muqueuses sous-cutanées. — On l'observe particulièrement au genou chez les personnes qui s'appuient souvent sur cette partie : on conçoit aisément la gêne qui doit en résulter. L'hygroma de l'olécrâne empêche la flexion de l'avant-bras sur le bras quand la tumeur acquiert un volume un peu considérable, celui d'un petit œuf de poule, par exemple (Obs. de M. Vassilière, citée plus bas). La sérosité est quelquefois contenue dans des alvéoles celluleuses, ainsi que l'a observé Camper, qui cite l'exemple d'une tumeur de cette espèce qui avait le volume de la tête d'un enfant, et qui contenait seize onces d'un liquide rosé et limpide (*loc. cit.*, p. 146). Cette disposition intérieure de la bourse muqueuse rend l'évacuation du liquide beaucoup plus lente. L'hygroma peut avoir son siége dans les autres bourses muqueuses que nous avons indiquées; mais la collection séreuse n'y est généralement jamais aussi abondante que dans la bourse muqueuse sus-rotulienne.

D'après ce qui précède, on voit déjà que l'hydropisie des bourses muqueuses sous-cutanées peut résulter de la contusion de ces membranes capsulaires. En effet, Camper (*loc. cit.*, p. 146) a remarqué que la fréquence de ces tumeurs au devant du genou, chez le cheval, résulte de ce que souvent ces animaux se couchent à la manière des ruminans; de sorte que les fers des pieds de derrière viennent sans cesse heurter, et contondre cette partie des jambes de devant. M. Mosnier a fait la même remarque (*Dissert. inaug.*; Paris, 1803, p. 9). Mais, tout en reconnaissant què la plupart des collections séreuses qu'on observe dans ces capsules, dérivent de causes traumatiques, ou de l'inflammation qu'elles y produisent accidentellement, des observations prouvent que l'hygroma peut aussi se former sous l'influence de causes internes. Il présente même des différences notables dans son développement, selon qu'il dépend des premières ou des dernières. Ainsi, l'hydropisie des bourses muqueuses par cause externe est accompagnée dès son début d'une douleur à peu près fixe, mais très légère, ce qui toutefois n'est pas sans quelques exceptions rares : Koch (*loc. cit.*, p. 234) a vu, à la suite d'une chute, deux tumeurs de cette espèce se développer sur l'olécrâne, et causer de temps en temps des douleurs tellement atroces que le malade était menacé de syncope. L'épanchement ne devient manifeste que long-temps après la chute ou le coup qui l'a déterminé; le volume de la tumeur ne s'accroît que fort lentement; le plus ordinairement il devient considérable après plusieurs années, puis il reste stationnaire. Au contraire, l'hygroma dû à une cause interne se développe quelquefois tout à coup, sa grosseur augmente beaucoup plus rapidement, et n'acquiert que bien rarement un grand accroissement. Ce qui caractérise cette hydropisie, c'est que souvent elle disparaît aussi promptement qu'elle s'est manifestée, pour se reproduire de nouveau sous l'influence de la moindre cause. Comme exemple de ces hygroma, qu'on pourrait nommer *métastatiques*, je citerai cette observation de Koch, qui a vu survenir très rapidement, chez un goutteux, une hydropisie de la bourse muqueuse sous-cutanée de la rotule, qui disparut ensuite pour occuper la cavité articulaire même, puis de celle-ci passa dans la bourse muqueuse du muscle poplité, et de cette dernière dans la capsule mucilagineuse du ligament sous-rotulien (*loc. cit.*, p. 249). Cheston a cité un cas analogue (*Patholog. inquiries and obs. in surgery*; Glocester, 1766, in-4°, p. 89). M. J. Cloquet a vu une tumeur de la grosseur d'un œuf se développer spontanément en trente-six heures au devant de la rotule droite, chez un jeune homme sujet à des douleurs rhumatismales : l'apparition de la tumeur avait été précédée d'élancemens violens au devant de la rotule, puis de la disparition des douleurs générales que le malade éprouvait auparavant (*Archiv. gén. de méd.*, t. IV, p. 233, année 1824). M. Asselin (*loc. cit.*, p. 6 et suiv.) rapporte l'exemple curieux d'une hydropisie de ce genre, qui alternait avec des vomissemens glaireux abondans. Tant que la tumeur du genou existait, la santé était parfaite; venait-elle à disparaître, aussitôt la malade était prise de nausées, d'envies de vomir, et n'éprouvait de soulagement qu'après avoir rejeté par le vomissement un liquide âcre et de nature albumineuse. Monro (*loc. cit*, p. 92) parle d'une tumeur de la même bourse muqueuse de la rotule, qui était due au vice scrofuleux. Enfin, M. Brodie (*loc. cit.*, p. 234, en note) dit, à l'occasion des tumeurs de la bourse muqueuse placée sur l'articulation métatarso-phalangienne du gros orteil, qu'il connaît une famille dans laquelle cette incommodité est héréditaire.

Traitement. — Les moyens curatifs proposés et mis en usage contre les épanchemens et l'hydropisie des bourses muqueuses sous-cutanées, varient suivant la cause qui leur a donné naissance. Dans ceux qui dépendent d'une cause externe, et qui ne sont pas d'une date trop ancienne, on doit d'abord employer les topiques résolutifs, et avec d'autant plus de confiance et de persévérance qu'ils ont suffi souvent pour déterminer la résorption d'épanchemens considérables. Gooch (*loc. cit.*, p. 266) a vu des tumeurs de l'olécrane et de la rotule se dissiper par l'emploi combiné de la compression et de frictions faites avec le liniment suivant: ℞ *aceti acerrimi* ℥ viij; *sal. ammon. crud.* ℥ ß; *liniment. volat.* ℥ jj. M. F. *solutio.* Il administrait en même temps un purgatif tous les quatre ou cinq jours. Camper (*loc. cit.*, p. 146) a obtenu le même résultat de l'application d'un simple emplâtre de savon sur la tumeur. Monro (édit. de Rosenmüller, p. 92) cite l'exemple d'un enfant qui portait depuis trois ans une tumeur considérable de la bourse muqueuse sus-rotulienne, dont la résolution fut complète au bout de six mois, en joignant au traitement interne, des frictions journalières sur la tumeur avec *le vinaigre de Bryone*, et un bandage convenable. M. Boyer (*Traité des malad. chirurg.*, t. II, p. 2, an. 1826) regarde comme le topique le plus résolutif, la dissolution d'une once d'hydrochlorate d'ammoniaque dans une pinte d'eau; mais il faut insister long-temps sur son emploi. On peut encore favoriser la résorption de l'épanchement en recouvrant la tumeur de coton saupoudré d'hydrochlorate d'ammoniaque pulvérisé, ou à l'aide de frictions avec un liniment camphré, avec une solution du même sel ammoniac dans de gros vin rouge, avec la pommade mercurielle, avec celles d'iodure de plomb, d'hydriodate de potasse, etc. Un taffetas gommé recouvert de plusieurs doubles de flanelle, et surtout une compression soutenue, seconderont utilement l'action de ces topiques. Enfin, des vésicatoires volans, appliqués successivement sur tous les points de la tumeur, pourront encore en hâter la disparition. Il est inutile de faire remarquer que ces différens moyens ne doivent être mis en usage qu'autant que les tumeurs sont indolentes, et sans aucuns symptômes d'inflammation.

J'ai dit qu'il convenait d'insister quelque temps sur ce traitement externe, parce qu'il arrive assez fréquemment qu'on voit l'épanchement diminuer, et la tumeur revenir sur elle-même. Mais si, au contraire, la collection de liquide devient plus considérable pendant l'emploi de ces différens topiques, il faut les abandonner, et recourir à l'opération. Une simple incision à la partie la plus déclive de la tumeur suffit ordinairement pour évacuer la matière de l'épanchement, quand il est récent. La tumeur s'affaisse immédiatement, on maintient ses parois en contact avec elles-mêmes, à l'aide d'une compression modérée et d'un bandage approprié. Ce traitement est le plus souvent suivi d'une guérison radicale. Je rappellerai, comme exemple, l'observation déjà citée de M. J. Cloquet. L'incision de la tumeur fut suivie de la cicatrisation et de l'oblitération du sac au bout de quinze jours (*loc. cit.*, p. 234). Mais, quand la tumeur est ancienne, que ses parois sont épaissies, il faut pratiquer une incision assez étendue pour mettre à découvert la cavité de la bourse muqueuse élargie, et pour la remplir de charpie, afin d'y faire développer une inflammation adhésive qui puisse déterminer ultérieurement l'oblitération du sac. Gooch (*loc. cit.*, p. 261 et suiv.) et Camper (*loc. cit.*, p. 146) ont guéri de la sorte des épanchemens dans les bourses muqueuses sous-cutanées de l'olécrane et de la rotule. Cependant on est bien plus certain de ne pas voir de récidive après la guérison, quand on enlève entièrement la tumeur au lieu de l'ouvrir simplement, c'est aussi le procédé le plus généralement suivi. On opère cette ablation, soit en ouvrant d'abord le kyste, qu'on détache ensuite, soit en le disséquant sans l'ouvrir. Chez le malade observé par M. Bérard aîné, ce chirurgien ouvrit largement chaque tumeur en excisant une assez grande étendue de leur paroi antérieure et de la peau qui les recouvrait; le reste de chaque kyste fut ensuite disséqué facilement, et enlevé. La réunion des deux plaies s'effectua en peu de temps. L'extirpation du sac, sans ouverture préalable, est une opération très simple, et qui réussit communément, quand la tumeur n'est pas grosse (Brodie, *loc. cit.*, p. 243). Mais lorsqu'elle a acquis un volume assez considérable, qu'elle est ancienne, son ablation n'est pas toujours sans danger; quelquefois elle est suivie d'accidens graves et même de la mort. M. Velpeau en a rapporté deux exemples : les deux kystes avaient été enlevés sans être ouverts (*Archiv. gén. de méd.*, t. II, p. 564, et t. XIII, p. 531). Faut-il attribuer les accidens consécutifs observés dans ces deux cas à l'inflammation traumatique plus intense déterminée par une dissection douloureuse et toujours plus longue, attendu l'adhérence intime des parois antérieures du sac avec la peau? Quand, au contraire, on excise une portion du kyste à sa partie antérieure avec la peau qui lui adhère, il ne reste plus qu'à le détacher sur les côtés et à sa base, points où il est uni plus lâchement aux parties qui l'entourent.

Lorsque les tégumens qui recouvrent la tumeur sont altérés, je pense qu'on pourrait employer le procédé de Chopart, mis en pratique par M. Ant. Mosnier (*Dissert. chirurg. sur un procédé opératoire nouveau*, ou *du moins inusité dans le traitement des abcès et tumeurs enkystées;* thèse de Paris, 1803, in-4°), procédé qui consiste à pratiquer à la partie inférieure de la tumeur une ouverture assez large pour en évacuer complétement toute la matière, et à continuer ensuite circulairement l'incision, de manière qu'on emporte la peau avec le sac qui la double. Il en résulte une large plaie arrondie, dont le centre est formé par la portion du kyste qui correspondait à la base de la tumeur. Cette portion des parois du kyste se dessèche, diminue de largeur à mesure que la cicatrice de la peau se rétrécit, et s'exfolie complétement à la longue, en laissant au dessous d'elle un tissu dense et fibreux. Ce *rasement* de la tumeur, comme l'appelle M. Mosnier, lui a constamment réussi chez plusieurs malades, dont il rapporte les observations.

Quoique l'extirpation de la tumeur me paraisse préférable

parce qu'elle met à l'abri des récidives de l'épanchement, je n'en pense pas moins qu'une nouvelle bourse muqueuse puisse se reproduire au-dessous de la cicatrice, si la peau de cette région est exposée de nouveau à une pression continuelle ou à des frottemens répétés. L'organisation des bourses muqueuses sous-cutanées est si simple, qu'il suffit de quelque cause de ce genre pour en déterminer la formation. Les bourses sous-cutanées qu'on voit se développer accidentellement nous en offrent assez d'exemples.

Dans l'hygroma, on a recours simplement à la ponction avec le trois-quarts. Camper évacua de la sorte tout le liquide que contenait une bourse sous-cutanée de la rotule, qui égalait en grosseur la tête d'un enfant; cependant le liquide était en partie renfermé dans un tissu aréolaire. Béclard a pratiqué plusieurs fois la ponction pour des tumeurs semblables, et il en a retiré de la sérosité visqueuse (*Anat. gén.*, 1re éd., p. 205). Afin d'obtenir l'oblitération du sac après l'avoir vidé, Monro conseille (*loc. cit.*, p. 69) de passer dans la tumeur un simple fil ou cordonnet, qu'on retire au bout de quelques jours, quand sa présence a déterminé une inflammation suffisante. C. Bell (*A Syst. of surgery*, t. V, p. 483), recommande aussi ce procédé, de même que Koch (*loc. cit.*, p. 255), et Herwig (*loc. cit.*, p. 19). Au lieu d'appliquer ici un moyen que ces auteurs proposent spécialement pour le traitement des tumeurs des bourses muqueuses des tendons, il est préférable d'en employer un plus simple, aussi certain dans ses résultats, et que l'analogie de ces épanchemens circonscrits avec l'hydrocèle de la tunique vaginale indiquait à l'avance. En effet, une injection stimulante faite après la ponction de la bourse muqueuse suffit pour produire l'adhésion des parois de ce sac, et l'oblitération de sa cavité. On ne peut pas craindre d'introduire ainsi un liquide irritant dans l'intérieur de quelque articulation en pratiquant une injection dans la cavité des bourses muqueuses sous-cutanées, car il n'en est aucune qui communique avec les capsules articulaires qu'elles avoisinent; mais les capsules muqueuses qui existent à chaque main, entre la peau et le côté de l'extension des articulations des doigts, étant confondues ordinairement avec les bourses muqueuses des tendons voisins, on devra ne pas traiter par l'injection les tumeurs dont ces capsules peuvent devenir le siége, dans la crainte de donner lieu à une inflammation qui s'étendrait au loin le long des tendons extenseurs du doigt affecté. A part cette exception, ce procédé peut être employé avec succès pour les autres capsules muqueuses sous-cutanées.

M. Asselin rapporte un cas de guérison d'une hydropisie de la bourse sous-cutanée de la rotule, qu'il obtint en injectant du vin chaud, avec addition d'un cinquième d'alcool, dans la cavité du kyste, après l'avoir vidé par une incision d'un demi-pouce, pratiquée à la partie la plus déclive de la tumeur (*loc. cit.*, p. 11). Ce chirurgien préfère le bistouri au trois-quarts, parce qu'on fait ainsi une ouverture plus large, qui laisse un libre passage aux concrétions fibrineuses plus ou moins épaisses, s'il en existe, ainsi qu'aux débris du kyste qui sont entraînés au dehors, à mesure qu'il s'exfolie. Cet auteur trouve encore à l'incision un autre avantage : c'est qu'on peut, comme il l'a fait, porter ensuite un caustique dans l'intérieur du sac pour en déterminer la destruction, si l'injection seule a été sans effet. Dans l'observation intéressante que rapporte M. Asselin, il employa avec succès le nitrate acide de mercure (*loc. cit.*, p. 12). Dans quelques cas il suffit d'irriter les parois intérieurs du sac avec l'extrémité mousse d'une sonde, pour y faire naître une inflammation qui amène ultérieurement l'oblitération de la cavité (Brodie, *loc. cit.*, p. 240).

M. Vassilière a inséré, dans le 30e volume du *Recueil de mémoires de méd. chir. et pharm. militaires*, p. 330, l'observation d'un hygroma de la bourse sous-cutanée de l'olécrane, qu'il guérit aussi par l'injection. «Le liquide fut évacué à l'aide de la ponction faite avec un trois-quarts très mince ; le sac vidé, il injecta dans sa cavité du vin chaud miellé : une once et demie de sérosité s'était écoulée de la tumeur. Il ne survint pas d'inflammation extraordinaire après l'opération, et le malade était guéri au bout de quatre jours.»

J'ai cité plusieurs exemples qui prouvent que les épanchemens dans la cavité des bourses muqueuses sous-cutanées, et particulièrement leur hydropisie, pouvaient dépendre de causes internes. Cette origine doit donc fournir, dans certains cas, des indications thérapeutiques. C'est ainsi que dans l'hygroma, dû à une diathèse rhumatismale ou goutteuse, on devra combattre cette cause générale par un traitement approprié, tout en appliquant sur la tumeur quelques topiques résolutifs, ou simplement une enveloppe de flanelle et de taffetas ciré. L'épanchement est-il métastatique, on cherchera à rappeler la maladie dont la disparition a provoqué l'hydropisie de la bourse muqueuse. Chez la malade dont M. Asselin a rapporté l'histoire dans sa dissertation (*loc. cit.*, p. 7 et suiv.), l'épanchement de la capsule sus-rotulienne, qui se reproduisit à plusieurs reprises, disparaissait toujours dès que des vomissemens glaireux avaient eu lieu. Cette corrélation particulière, qui ne se manifesta qu'après la destruction partielle de la tumeur par le moxa, conduisit M. Asselin à recourir aux vomitifs à chaque récidive de l'épanchement, et de la sorte il guérit définitivement la malade. L'expérience lui a prouvé, dans d'autres cas, qu'un vomitif donné dès le principe, seul, sans aucun topique local, fait disparaître cette hydropisie de la bourse muqueuse sous-cutanée du genou. Mais plusieurs fois il a été obligé de revenir aux vomitifs à deux ou trois reprises avant d'obtenir une guérison radicale (*loc cit.*, p. 9).

Inflammation, abcès des bourses muqueuses sous-cutanées. — Les diverses causes que j'ai signalées à l'occasion des épanchemens et de l'hydropisie des bourses muqueuses sous-cutanées, peuvent aussi déterminer l'inflammation de ces capsules synoviales. Le résultat le plus commun de cette phlegmasie est le même que celui qu'on observe, en général, dans l'inflammation des membranes séreuses. Ainsi, tantôt il y a simplement augmentation de sécrétion d'une sérosité visqueuse (*hygroma*), tantôt ce liquide devient en même temps trouble, lactescent, des concrétions fibrineuses s'y forment. Quelquefois, l'inflammation plus intense donne naissance à du pus véritable, la bourse muqueuse est transformée en abcès, une couche tomenteuse et grisâtre tapisse les parois du foyer. Tels sont les produits de la phlegmasie à l'état aigu. Est-elle chronique ? les parois du kyste s'épaississent à des degrés variables ; M. Brodie (*loc. cit.*, p. 251) en a vu qui avaient acquis un demi-pouce d'épaisseur, et dont le centre formait une petite cavité celluleuse remplie de synovie. Dans d'autres cas, au contraire, malgré la longue durée de l'inflammation, la bourse muqueuse ne présente aucun changement dans son organisation ; elle reste mince, translucide, sa cavité est seulement plus ou moins dilatée par le liquide épanché.

Il est possible que les chirurgiens allemands aient décrit

quelques collections séreuses de cette espèce sous le nom d'*abcès lymphatiques* (*voy.* l'article Abcès de ce Dictionnaire, p. 55 et 56); il est également probable qu'on a donné ce nom à des foyers séreux circonscrits, situés dans toutes autres régions que celles qu'occupent les bourses muqueuses sous-cutanées, foyers qui étaient consécutifs à des épanchemens de sang produits par une cause accidentelle. Cette opinion est d'autant plus vraisemblable que Wedemeyer pense que les *abcès de la lymphe* sont toujours précédés de la déchirure de quelques vaisseaux sanguins, et qu'un kyste s'organise ultérieurement autour du sang épanché. Mais on aurait tort de penser que les *abcès* ou *tumeurs lymphatiques* dont Beinl, Mursinna, Schmidt, Jacopi, Volpi, etc., nous ont donné des descriptions, ne sont, le plus souvent, que des collections séro-purulentes dans les bourses muqueuses sous-cutanées. L'histoire qu'en trace Volpi (*Saggio di osservazioni e di esperienze medico-chirurgiche;* Milan, 1814, in-8°, t. II, p. 1 et suiv.) démontre clairement qu'il y a bien peu d'analogie entre ces deux maladies. Les abcès ou tumeurs lympathiques siégent, le plus ordinairement, à la poitrine, au dos, dans les régions lombaire et sacrée, à la partie supérieure et interne des cuisses; ils sont très fréquemment liés à quelque altération générale de l'organisation, ou, s'ils constituent d'abord une affection locale, ils ne tardent pas à porter une atteinte plus ou moins profonde à la santé, et peuvent entraîner la mort du malade. Les abcès des bourses muqueuses sous-cutanées ne déterminent, en général, rien de semblable: je dis en général, parce qu'on a vu quelquefois des accidens graves accompagner ceux qui occupent la bourse muqueuse, placée entre l'omoplate et le muscle grand dorsal. La tumeur qui en résulte est située sur l'angle inférieur du scapulum sous la peau, et acquiert parfois un volume énorme. M. Brodie en a vu une qui égalait en grosseur la tête du malade. Dans ce cas, et dans un autre à peu près analogue, la mort suivit assez promptement l'ouverture de la tumeur (*loc. cit.*, p. 237). La description des abcès *lymphatiques* trouvera sa place dans un autre article (*voy.* Lymphatique (abcès).

L'inflammation des bourses muqueuses sous-cutanées se présente bien plus souvent à l'état chronique qu'à l'état aigu, ce qu'explique suffisamment le peu de vitalité dont ces organes sont doués. M. Brodie fait remarquer à l'occasion de la capsule sous-cutanée du gros orteil qui, cependant, est exposée particulièrement à des froissemens et à une pression bien capables de l'irriter, que, même en se développant morbidement, cette bourse muqueuse reste constamment indolente; il n'y a que la chaleur des climats très chauds qui apporte quelques changemens dans ces tumeurs du gros orteil, et qui favorise leur accroissement en augmentant la sensibilité des parties qui les entourent (*loc. cit.*, p. 235). Néanmoins, malgré leur peu d'aptitude à s'enflammer, les bourses muqueuses sous-cutanées deviennent quelquefois le siége d'une phlegmasie aiguë; elles forment alors une tumeur plus ou moins saillante, suivant la rapidité et l'abondance de la sécrétion séro-muqueuse qui remplit et distend leur cavité, tumeur dont le développement est accompagné d'une douleur sourde et profonde; si l'inflammation est intense, elle s'étend aux parties contiguës, et on observe une rougeur assez sensible de la peau qui recouvre la tumeur. Quand cette dernière est un peu volumineuse et récente, on y perçoit de la fluctuation; ce qui est, au contraire, fort difficile et parfois impossible à apprécier lorsque la tumeur résulte d'une inflammation chronique, car l'épaississement de ses parois lui donne alors tous les caractères d'une masse dure et compacte, ne renfermant aucun liquide dans son intérieur.

Les abcès des bourses muqueuses sous-cutanées empruntent plusieurs caractères particuliers de leur situation toujours superficielle, et du siége qu'ils occupent dans certaines régions déterminées des membres et du tronc. Au début, la pression qu'on exerce à leur surface n'est pas tellement douloureuse qu'on ne puisse aisément reconnaître qu'ils forment une tumeur arrondie dont la base est circonscrite, et qui peut être distinguée au dessous de la peau; celle-ci offre peu de changement de couleur, elle n'est que légèrement rouge et moins chaude que dans le phlegmon; elle présente surtout ces phénomènes lorsque la tumeur existe déjà depuis quelque temps, qu'elle a continué d'augmenter de volume, et qu'elle est devenue plus sensible au toucher. Alors la forme ovoïde ou globuleuse du kyste est moins facile à reconnaître, sa base disparaît en quelque sorte au milieu de l'infiltration et de l'épaississement du tissu cellulaire qui l'entoure.

Quand l'inflammation aiguë s'est ainsi terminée par suppuration, le pus se dirige quelquefois vers la peau qui s'amincit, se ramollit, et au travers de laquelle l'abcès se fait jour. Mais il peut arriver aussi que la bourse muqueuse distendue se rompe sur ses côtés, le pus s'infiltre à droite et à gauche dans le tissu cellulaire environnant : la maladie offre alors quelque analogie avec le phlegmon diffus. M. Brodie, qui a signalé cette terminaison particulière de l'inflammation aiguë des bourses muqueuses sous-cutanées, l'a observée dans celle de la rotule (*loc. cit.*, p. 233), laquelle est, de toutes, celle qui s'enflamme le plus fréquemment, et dont l'inflammation se termine le plus souvent par suppuration. L'abcès de cette espèce, qui occupe la partie antérieure du genou, débute par une tumeur bornée au centre de la rotule. A mesure que la collection purulente augmente, elle soulève la peau, la rotule ne forme plus de relief sensible au dessous de cette membrane, la fluctuation est manifeste, et l'articulation présente en avant une tuméfaction uniforme telle, qu'un examen superficiel pourrait faire prendre la maladie, arrivée à cette période, pour une inflammation avec épanchement dans l'articulation tibio-fémorale. Mais son développement particulier éclairera, dans ce cas, le diagnostic, et préviendra toute méprise. A part les symptômes propres à chaque région, tout ce qui précède peut s'appliquer à l'inflammation aiguë de chacune des bourses muqueuses sous-cutanées.

Traitement.—Des applications de sangsues qu'on réitère tant que la tumeur reste douloureuse au toucher, suffisent le plus ordinairement pour combattre efficacement l'inflammation à son début. M. Brodie conseille en même temps des lotions froides (*loc. cit.*, p. 235). Mais si l'on n'obtient qu'une résolution incomplète de la tumeur, on peut employer, après la cessation de la douleur, les différens topiques dont il a été question à l'article du traitement des épanchemens et de l'hydropisie des bourses muqueuses sous-cutanées. La tumeur et l'inflammation de la bourse muqueuse sous-cutanée du coude-pied, causée par la pression d'une chaussure trop étroite, se dissipe en général assez promptement par un moyen très simple, quand ce sont des bottes qui en ont déterminé le développement. Il suffit de porter les mêmes bottes, mais sans bas ni chaussettes, pendant huit ou dix jours. La pression exercée ainsi à nu sur la peau par le cuir de la chaussure fait promptement disparaître la douleur, et la tumeur elle-même perd bientôt de sa dureté, de son volume, et cesse enfin de causer la moindre gêne.

Enfin, en cas d'insuffisance des différens moyens que je viens de rapporter, on évacue la sérosité purulente en incisant le sac, dont on maintient ensuite les parois en contact à l'aide d'une compression modérée, secondée surtout par le repos absolu du malade. La sortie du pus peut durer plusieurs semaines, et même quelques mois, avant que la guérison définitive n'ait lieu (Brodie, *loc. cit.*, obs. 56, p. 241). Quand l'abcès est considérable, et qu'il a son siége dans une bourse muqueuse d'une large capacité, comme celle qui est intermédiaire à l'omoplate et au muscle grand dorsal, M. Brodie pense qu'il faut se borner à une simple ponction de la tumeur, attendu les accidens graves qui suivent quelquefois l'ouverture de ces kystes. Mais, dans les deux exemples qu'il cite à l'appui de ce conseil, on voit qu'un des malades succomba à la suite des symptômes fâcheux que fit naître un séton passé au travers de la tumeur, et que chez l'autre, la santé était en même temps profondément altérée quand on fit la ponction. L'issue funeste, dans ces deux cas, est donc résultée de circonstances étrangères à l'ouverture du sac, opération que M. Brodie lui-même a pratiquée, au contraire, avec un plein succès (obs. 56). Wisemann et Camper (*loc. cit.*, p. 147) ont rapporté chacun un exemple de tumeur semblable, qui fut guérie par l'incision du sac.

A l'exception des matières diverses (*athérôme*, *stéatôme*, *méliceris*) qui constituent les tumeurs décrites sous le nom de *loupes*, je ne sache pas qu'il y ait d'exemples d'autres altérations dont les bourses muqueuses sous-cutanées soient le siége. On conçoit que leurs parois puissent devenir, soit partiellement, soit en totalité, cartilagineuses, osseuses, tuberculeuses; que leur cavité peut renfermer des masses squirrheuses, encéphaloïdes, etc. Si ces différentes transformations et ces productions accidentelles n'y ont pas encore été observées, l'analogie permettant du moins d'en admettre la possibilité, j'ai dû les signaler ici.

§ II. Bourses muqueuses ou synoviales des tendons et des muscles, *bursæ mucosæ seu synoviales tendinum* (anatomie). — Ces membranes, qu'on appelle aussi capsules ou vessies unguineuses, sont connues depuis long-temps. J'emprunterai à Béclard la description qu'il en avait donnée dans la première édition du *Dictionnaire de médecine*, en y faisant quelques additions. Vésale et A. Spigel parlent de quelques-unes. Albinus en a décrit un certain nombre. Jancke est le premier qui en ait publié une description générale. C'est à Fourcroy, ainsi qu'à Alex. Monro que ce point d'anatomie est surtout redevable. Koch a également très bien décrit ces membranes. On en connaît aujourd'hui plus de cent paires ; elles sont annexées aux tendons, partout où ceux-ci éprouvent des frottemens. Plusieurs sont interposées entre certains muscles larges, et favorisent leur glissement. Elles représentent toutes des sacs membraneux sans ouverture ; mais, par rapport à leur forme, elles sont de deux sortes, que Fourcroy a désignées sous les noms de *vésiculaires* et de *vaginales*. Les premières sont des vessies arrondies, tenant d'une part aux tendons ou aux muscles, et de l'autre à la partie sur laquelle ils glissent. Les secondes entourent le tendon circulairement, tapissent d'un autre côté le canal ligamenteux qui le renferme, ces deux portions se rejoignant à leurs extrémités de manière à former une cavité à parois contiguës en dehors du tendon, et en dedans de son canal ligamenteux. Parmi ces dernières, il en est qui, simples à une de leurs extrémités, présentent de l'autre des espèces de digitations qui répondent à autant de tendons différens, ceux-ci d'abord réunis, s'écartant ensuite les uns des autres : c'est ce qu'on voit au poignet, dans les ligamens annulaires qui s'y rencontrent, etc.

On trouve des bourses synoviales autour des tendons, dans tous les endroits où ceux-ci frottent sur les os, glissent à leur surface ou sur d'autres parties, ou bien se réfléchissent et changent de direction. On en trouve aussi entre deux tendons voisins qui se meuvent l'un contre l'autre, ainsi qu'entre deux portions de muscles, et même dans la substance des tendons, ce qui n'est sans doute qu'une anomalie (Meckel, *Manuel d'anat.*, t. I, p. 460). En général, ces membranes, annexées d'une part aux tendons, le sont d'une autre part à des os et à des anneaux ou à des gaînes ligamenteuses. Elles sont surtout très communes autour des articulations, parce que c'est là que les tendons sont spécialement situés, comme on le voit au genou, au poignet, au coude-pied. Le tissu cellulaire très lâche et membraniforme que l'on trouve entre les muscles qui exécutent des mouvemens étendus et fréquens, comme sous le grand dorsal, le deltoïde, le droit antérieur de la cuisse, les muscles du mollet, etc., constituent en quelque sorte le rudiment des bourses muqueuses dont il s'agit; nous avons vu qu'il en forme quelquefois une fort large sous le grand dorsal (Brodie).

Quelques-unes de ces capsules se confondent, soit à l'extérieur avec des bourses mucilagineuses sous-cutanées, soit profondément avec des capsules synoviales articulaires. Celle qui est derrière le tendon du triceps crural, par exemple, est souvent confondue avec la capsule du genou. Fourcroy a reconnu que la capsule du muscle poplité communique constamment par une large ouverture avec la même articulation (*loc. cit.*, p. 411, an 1785). Il a fréquemment observé la même communication entre la cavité articulaire de l'omoplate et les capsules muqueuses qui l'entourent. Le même auteur a quelquefois retrouvé la même disposition entre les capsules des tendons qui environnent le pied et les cavités articulaires des os du tarse.

Ces capsules membraneuses sont attachées par leur face adhérente au tissu ligamenteux, au tissu cellulaire et au tissu adipeux. Leur intérieur offre une cavité simple ordinairement, quelquefois divisée par des cloisons, traversée par des filamens. On trouve dans quelques-unes des prolongemens frangés et des pelotons cellulaires et adipeux, mais surtout dans les bourses vésiculaires, par exemple dans celle qui est derrière le calcanéum. Ces pelotons graisseux font quelquefois communiquer la cavité de ces membranes avec celle d'une articulation. Fourcroy (*loc. cit.*, p. 411) a trouvé sur plusieurs sujets une continuation manifeste de la substance graisseuse contenue dans la capsule muqueuse du ligament de la rotule avec celle de la cavité articulaire du genou. Rosenmuller dit qu'on trouve des follicules dans l'épaisseur des bourses muqueuses. Béclard n'en a jamais vu; mais il a observé à leur surface interne ou libre des franges et des villosités.

Les capsules synoviales des tendons sont blanchâtres, demi-transparentes, minces et molles, surtout les vaginiformes. Les vésiculaires sont plus épaisses, et offrent en quelques points un aspect fibreux. La texture de ces membranes est la même que celle des autres séreuses. Les villosités, les franges, les pelotons adipeux se retrouvent également ici. Des vaisseaux séreux, qui deviennent visibles dans l'inflammation, quelques vaisseaux sanguins, apparens surtout dans les franges, entrent dans la composition de ces membranes, dont les nerfs sont inconnus. Le liquide qu'elles contiennent est visqueux, plus abondant que celui des bourses sous-cutanées, plus visqueux dans les bourses muqueuses qui ont plus d'étendue. Il est jaunâtre, quelquefois rougeâtre, et présente tous les caractères de la synovie. Comme cette humeur, il est de nature albumineuse, s'unit à l'eau, et la blanchit légèrement; jeté dans l'eau bouillante, il s'y coagule en filamens, comme le blanc d'œuf, et une portion qui s'y dissout donne une couleur laiteuse au liquide : il verdit le sirop de violettes; le feu et les acides le coagulent (Fourcroy, *loc. cit.*, p. 409). Koch a trouvé des différences dans ce liquide, examiné chez divers animaux, comme le bœuf, le cheval, le porc (*loc. cit.*, p. 176).

Les propriétés des bourses muqueuses des tendons ne présentent rien de particulier. Leur fonction est de sécréter et de renfermer un liquide visqueux qui facilite le glissement, en diminuant le frottement. On connaît peu le développement de ces membranes; elles existent déjà chez le fœtus (Koch, *loc. cit.*, p. 150). Suivant les uns, elles sont en plus grand nombre chez les jeunes sujets, et se confondent en partie chez les vieillards, en s'agrandissant, et en allant à la rencontre les unes des autres. Seiler (*Dissert. sistens anat. corporis hum. senilis specimen*; Erlang, 1800, in-8°), au contraire, prétend qu'elles diminuent d'étendue, et disparaissent en partie dans la vieillesse. Meckel, qui admet que leurs communications entre elles ou avec les articulations sont plus nombreuses à un âge avancé, pense que cette disposition résulte des frottemens répétés qui finissent par les détruire, d'une manière médiate ou immédiate, dans une partie de leur étendue (*loc. cit.*, p. 462).

PATHOLOGIE. — D'après la description qui précède, on voit sous combien de rapports les bourses muqueuses des tendons se rapprochent des capsules articulaires. La membrane qui les constitue est de même nature; dans les unes et les autres elle forme des sacs sans ouverture; dans les unes et les autres on trouve des pelotons adipeux, des franges cellulo-vasculaires, un liquide onctueux, filant, incolore, de la synovie en un mot. Enfin, ce qui achève de démontrer leur parfaite analogie, ce sont les communications fréquentes qui existent entre elles, de telle sorte que la cavité des premières est alors pour ainsi dire un prolongement de la cavité de certaines articulations. Des connexions aussi intimes font déjà concevoir comment les altérations de ces dernières peuvent s'étendre aux bourses muqueuses des tendons, et réciproquement; de là aussi l'analogie des maladies qui attaquent les unes et les autres.

L'adhérence naturelle des capsules synoviales avec les tendons et les os expose ces membranes à des lésions variées, analogues à celles dont les os et les tendons peuvent être atteints; c'est ce qui arrive dans les contusions, les fractures, dans les entorses, les luxations accompagnées de distension, de déchirure des tendons. Les pelotons adipeux que renferment les bourses muqueuses peuvent également être la source d'altérations de diverse nature : ainsi leur accroissement anormal les transforme en une masse graisseuse, un lipôme plus ou moins dur, qui remplit et distend la capsule synoviale. Dans cette masse on voit se développer des abcès, des épanchemens sanguins, des tubercules, des hydatides. Ce tissu peut revêtir les caractères de l'athérôme, du méliçéris, du stéatôme, ou devenir squirrheux, cancéreux. Le liquide onctueux des bourses muqueuses des tendons est lui-même susceptible d'éprouver des altérations différentes. Fourcroy pensait, d'après des recherches multipliées, que l'épaississement de ce liquide, et les concrétions qu'il dépose à la surface des tendons et dans leurs gaînes, ne sont pas étrangers aux accidens qu'on observe dans la goutte, dont le siége est, suivant lui, aussi souvent dans les capsules synoviales des tendons que dans les articulations elles-mêmes (*Hist. de l'Acad. roy. des sc.*, année 1785, p. 410).

Plaies. — Les plaies des bourses muqueuses des tendons peuvent être produites, comme celles des parties molles qui les recouvrent, par un instrument tranchant ou piquant; les plus graves sont celles qui résultent de l'action d'un corps contondant. Ces capsules peuvent aussi être déchirées par l'extrémité des fragmens d'un os fracturé, ou par suite de la distension violente d'une articulation. Quelle qu'en soit la cause, l'ouverture de ces sacs membraneux se reconnaît à la présence du liquide onctueux qui s'en écoule avec le sang, ainsi qu'à la difficulté et à la douleur qui ne tardent pas à se manifester dans quelques-uns des mouvemens de la partie blessée. Ces phénomènes sont plus ou moins prononcés, suivant la région où on les observe; ainsi, l'écoulement de synovie n'est bien manifeste que dans les bourses muqueuses d'une capacité assez considérable, et qui communiquent avec une cavité articulaire. L'irritation causée par la plaie en augmente aussi momentanément la sécrétion, et si la situation particulière de la capsule ouverte favorise le passage du liquide sécrété dans l'articulation voisine, celle-ci, irritée à son tour, participe bientôt à l'inflammation (Koch, *loc. cit.*, p. 237). Dans les petites bourses muqueuses, au contraire, on reconnaît une solution de continuité de leurs parois, plutôt d'après le siége de la plaie, que par l'écoulement de la synovie; si la plaie est étroite, il se forme quelquefois au dessous d'elle une tumeur circonscrite due à l'accumulation d'un liquide séro-purulent dans la capsule muqueuse, et qu'accompagne une douleur aiguë que le moindre contact exaspère.

L'inflammation que détermine ces plaies se développe quelquefois peu après l'accident; le plus souvent elle ne se manifeste qu'au bout de quelques jours. Il peut arriver aussi que ces solutions de continuité fassent naître à peine de l'inflammation, ce que l'on conçoit aisément d'après le peu de sensibilité et de vascularité de ces organes. Monro n'hésite pas à attribuer ces accidens inflammatoires à la pénétration de l'air dans la cavité des capsules muqueuses (*loc. cit.*, p. 73). Mais des observations et des expériences nombreuses démontrent positivement le peu de fondement de cette opinion, ainsi que je l'ai fait voir dans un autre article (*Voyez* AIR ATMOSPHÉRIQUE, *ses effets sur l'organisme*, p. 75 et suiv.). C'est, en effet, bien moins à la présence de l'air, qui n'est aucunement irritant par lui-même, qu'à des mouvemens répétés de la part du malade, qu'il faut attribuer les accidens consécutifs des plaies de cette espèce. Il suffit de réfléchir aux rapports des capsules avec les tendons des muscles fléchisseurs ou extenseurs des membres, et à leur voisinage des articulations, pour comprendre combien il est difficile de maintenir la partie blessée dans une immobilité absolue. Telle est en partie la cause qui rend ces accidens moins graves dans les capsules vésiculeuses que dans les vaginales, dont les embranchemens sont autant de voies qui favorisent aussi l'extension de l'inflammation. Les symptômes fâcheux qu'on observe quelquefois à la suite de l'ouverture des ganglions de la main et du poignet, viennent à l'appui de cette remarque (Cloquet, *loc. cit.*, p. 240 et 241).

D'après ces considérations, on voit qu'il importe, surtout dans le traitement des plaies qui intéressent les capsules muqueuses des tendons, de prévenir, par tous les moyens possibles, le développement d'une inflammation trop intense, surtout à cause de sa tendance à se propager aux articulations voisines. On placera le membre blessé dans la position la plus convenable pour empêcher toute espèce de mouvement, et l'on aura recours à un traitement antiphlogistique énergique pour peu qu'il apparaisse quelques symptômes d'inflammation : l'eau froide en lotions répétées, et un appareil contentif approprié, agiront efficacement pour en prévenir le développement. En un mot, tous les soins doivent être dirigés pour obtenir une réunion immédiate de la plaie, et pour éviter les dangers d'une longue suppuration.

Quand on a borné les progrès de l'inflammation à son début, la guérison des plaies qui intéressent les bourses muqueuses s'opère sans accidens, mais, le plus ordinairement, avec adhérence de la cicatrice aux tendons qu'enveloppait la capsule ouverte. Cette adhérence entretient pendant quelque temps de la gêne dans les mouvemens. Si, au contraire, l'inflammation s'est étendue profondément, soit à l'articulation, soit aux capsules voisines, les mouvemens de la partie peuvent être détruits en partie, et même une ankylose plus ou moins complète en est la conséquence, accompagnée quelquefois d'une rétraction soit de quelques doigts, soit d'une partie du membre. Quand la raideur, et la difficulté de ces mouvemens persistent, on a recours, avec avantage aux bains de vapeurs, aux douches alcalines, sulfureuses ; le massage répété de la cicatrice et des parties qui l'avoisinent pourrait en même temps contribuer à leur rendre la mobilité qu'elles ont perdue.

Les *contusions* peuvent avoir ici les mêmes résultats immédiats que ceux qui ont été signalés pour les bourses muqueuses sous-cutanées; ainsi, un épanchement de sang peut en être la conséquence : tantôt ce liquide est résorbé assez promptement, tantôt il persiste, et subit à la longue les modifications que j'ai déjà indiquées. Je citerai, comme exemple d'une résorption rapide, et due surtout, comme le dit Camper, aux seuls efforts de la nature, cet épanchement considérable qu'il vit se former dans la capsule muqueuse située sous le muscle deltoïde, à la suite d'une chute (*loc. cit.*, p. 147). Mais les conséquences d'une contusion sont ordinairement graves, attendu les connexions de ces bourses synoviales avec les tendons, les os et les articulations. Toutefois cette gravité varie aussi suivant que le siége de la capsule est superficiel ou profond, car, dans le premier cas, l'intensité de la violence extérieure est bien moindre que dans le second, où il est difficile de concevoir que ses effets soient bornés à la bourse synoviale. Les parties voisines sont alors plus ou moins lésées, et deviennent la principale cause des accidens qui se développent ultérieurement. En effet, qu'on se retrace un instant les rapports particuliers des diverses bourses muqueuses des tendons et des muscles, et l'on reconnaîtra qu'il est, pour ainsi dire, impossible que l'action d'un corps contondant qui les atteint ne s'étende pas au delà de ces organes. Ils sont ainsi compris dans la région qui est le siége de la contusion, et leur traitement n'offre rien de spécial : il consiste dans l'emploi des différens moyens qui sont généralement recommandés pour ce genre de lésion (*voy.* Contusion). Cependant, si le liquide épanché dans la capsule muqueuse était incomplétement résorbé, et laissait à sa suite une tumeur plus ou moins saillante, circonscrite, indolore, rénittente, avec gêne et douleur dans les mouvemens, cette affection réclamerait l'application de l'un des procédés qui sont décrits à l'article Ganglion.

Inflammation et tumeurs. — Ce que je viens d'exposer au sujet des plaies et des contusions des bourses muqueuses des muscles et des tendons a déjà donné une idée des conséquences que peut avoir l'inflammation traumatique de ces membranes Leur phlegmasie peut aussi se développer sous l'influence de causes internes, et, à cet égard, je n'aurais qu'à répéter ici ce que j'ai dit précédemment sur les causes de l'*hygroma*. Toutefois j'ajouterai, d'après Koch (*loc. cit.*, p. 247), l'observation de Sidren, qui a vu l'inflammation des capsules synoviales des tendons du couturier, du grêle interne et du demi-membraneux, succéder à la disparition brusque d'un érysipèle, causée par l'application intempestive de topiques répercussifs (*Diss. de tumore articulorum fungoso;* Upsal, 1769, p. 6). Une compression exercée pour faire disparaître un œdème sous-cutané des deux mains, a été suivie de tumeurs de toutes les capsules vaginales des tendons extenseurs de l'une et l'autre mains (Koch, *loc. cit.*, p. 246). Le même auteur a vu l'inflammation des capsules muqueuses qui entourent le genou, apparaître plusieurs mois de suite chez une jeune fille dont la menstruation s'établissait difficilement (*loc. cit.*, p. 250). Au rapport de Lind, on voit assez souvent dans la seconde période du scorbut les mêmes bourses synoviales se tuméfier et devenir douloureuses (*Treatise on the Scurvy*; Londres, 1772, p. 109). Koch joint à cette citation celle de deux cas analogues que lui-même a observés (*loc. cit.*, p. 249). Les recherches de Fourcroy prouvent que l'inflammation des capsules muqueuses est très fréquemment de nature rhumatismale ou goutteuse. Il est évident que Clopton Havers, en considérant l'épaississement de la synovie des tendons comme la cause du rhumatisme, prenait ici l'effet pour la cause (*Novæ quædam observat. de ossibus et partibus eo pertinentibus*, etc., lib. IV. Amsterdam, 1731, in-8°). Dans la colique de plomb, Borsieri a vu les douleurs intestinales cesser après l'apparition de tumeurs gangliformes autour des articulations du poignet et du pied (*Institut. med. pract.* Milan, 1789, in-8°, vol. IV, 2e part., p. 123). Enfin, suivant Brodie (*loc. cit.*, p. 231), l'inflammation des capsules synoviales des tendons peut provenir de l'usage immodéré du mercure.

Les symptômes de cette phlegmasie consistent en une tumeur oblongue plus ou moins volumineuse, plus ou moins apparente, suivant la région qu'occupe la capsule affectée, accompagnée d'une douleur généralement peu aiguë, et d'un sentiment de chaleur diffuse dans la partie malade. Les connexions des bourses muqueuses avec les tendons et quelques articulations expliquent en même temps très bien la gêne et la sensation douloureuse qui accompagnent alors les moindres mouvemens, sensations qui sont plus prononcées dans l'extension que dans la flexion des membres, et *vice versâ*, suivant que la capsule enflammée appartient aux tendons des muscles extenseurs ou fléchisseurs. Monro et Rosenmuller (*loc. cit.*, p. 69) ont remarqué que la douleur est toujours très aiguë dans l'inflammation rhumatismale, tandis que celle qui se développe sous l'influence d'une cause scrofuleuse est ordinairement presque sans douleur.

Si la tumeur est superficielle, la peau qui la recouvre est quelquefois rouge et chaude; mais le plus souvent elle n'offre pas de changement de couleur. L'inflammation est généralement beaucoup plus douloureuse quand elle a son siége dans une capsule muqueuse qui formait antérieurement une tumeur apparente (Monro, *loc. cit.*, p. 91) : on a vu une tumeur de ce genre occasioner des douleurs tellement aiguës qu'elles avaient influé considérablement sur la santé générale du malade (*Encyclop. méth.*, partie chirur., art. *Ganglion*). Cette phlegmasie est comparativement bien plus fréquente dans les bourses synoviales des tendons avoisinant l'articulation du genou. Souvent aussi elle occupe celles des tendons qui entourent les articulations radio-carpienne et tibio-tarsienne; il n'est pas rare d'observer en même temps l'inflammation de ces articulations, surtout quand la phlegmasie est rhumatismale, ce qui arrive le plus communément: le liquide épanché dans les capsules tuméfiées conserve, dans ce cas, sa limpidité (Herwig, *loc. cit.*, p. 13). De cette complication résulte quelquefois alors de la difficulté et de l'obscurité dans le diagnostic. Cependant le siége bien connu des bourses muqueuses superficielles autour des articulations et sous certains muscles (celle du grand dorsal, du grand fessier, etc., par exemple), leur forme arrondie et circonscrite, la mobilité de la tumeur, pourront empêcher qu'on ne confonde leur inflammation avec celle d'une articulation, ou avec un abcès sous-cutané. Dans le premier cas, l'articulation est uniformément gonflée dans toute sa circonférence, et l'on peut déplacer le liquide épanché par des pressions convenables; dans le second cas, la fluctuation est plus superficielle, la tumeur est diffuse, et peut même être située dans un point où n'existe pas de capsule synoviale.

Mais quand l'inflammation a son siége dans les bourses muqueuses situées profondément au dessous de plusieurs couches musculaires, le diagnostic est difficile, et d'autant plus que la capsule est plus voisine d'une cavité articulaire. Cette obscurité est bien plus grande encore quand cette dernière communique avec la bourse muqueuse, comme on le voit pour celles du muscle poplité, du triceps crural, etc. Dans ce cas, l'arthrite et la phlegmasie des bourses muqueuses sont souvent confondues en une seule maladie. Si, au contraire, la capsule synoviale est entièrement isolée de l'articulation, on peut reconnaître le véritable siége du mal, malgré sa situation profonde. Tel était le cas rapporté par Gooch (*loc. cit.*, p. 259), dans lequel il retira, à l'aide d'une incision, plus d'une pinte de *lymphe épaissie* d'un kyste situé sous les muscles cruraux, kyste qui n'était très probablement, d'après la description de l'auteur, que la bourse muqueuse du triceps crural.

Il faut être prévenu que sous l'influence d'une arthrite avec épanchement (Koch, *loc. cit.*, p. 231), ou à la suite d'une violence extérieure, telle qu'une entorse (J. Cloquet, *loc. cit.*, p. 236), on voit quelquefois se développer, sur un point de la circonférence d'une articulation, une tumeur circonscrite, douloureuse, et ayant l'apparence d'une capsule muqueuse enflammée. Ces tumeurs ne sont autre chose qu'une sorte de poche herniaire que forme la capsule synoviale articulaire, à travers un écartement des fibres ligamenteuses qui l'entourent. On reconnaît la nature de ces tumeurs en faisant placer le malade de manière que la cavité articulaire se trouve dans une situation déclive relativement à la tumeur; si on presse alors modérément sur celle-ci, on la fait promptement disparaître en déterminant le reflux du liquide qu'elle contient dans la cavité de l'articulation. Koch (*loc. cit.*, p. 245) a vu, dans une tumeur de cette espèce, le liquide refluer de la cavité du genou dans la capsule muqueuse du triceps crural : la tumeur s'était développée à la suite d'un coup de pied de cheval sur le genou.

L'inflammation des bourses muqueuses des tendons peut être aiguë ou chronique. Dans le premier cas, elle est fort grave, et se termine quelquefois par abcès; mais les accidens qu'elle détermine dépendent surtout de la disposition des organes qui avoisinent la membrane enflammée. Dans le panaris, il est une de ses espèces, suivant Bichat, qui a manifestement son siége dans les capsules synoviales des doigts, et qui est bien plus dangereuse que celle des synoviales qui sont disposées en vésicules, parce que la gaîne fibreuse qui entoure la bourse muqueuse affectée, ne pouvant pas se distendre et se prêter au gonflement comme le tissu cellulaire qui entoure les bourses muqueuses vésiculaires, produit de véritables étranglemens qu'il faut souvent débrider (*Anat. gén.*, 1re édit., t. IV, p. 567). L'inflammation entraîne quelquefois l'exfoliation des tendons. Cette phlegmasie aiguë peut aussi n'avoir pour résultat que des adhérences plus ou moins étendues, l'oblitération plus ou moins complète des bourses muqueuses, et ordinairement les mouvemens de la partie malade sont perdus sans retour. Bichat (*loc. cit.*, p. 566) a vu sur un sujet de semblables adhérences, qui réunissaient les gaînes fibreuses et leurs tendons de telle sorte qu'ils semblaient ne faire qu'un à l'indicateur et au doigt du milieu. Dans quelques cas rares, l'adhérence a lieu par un tissu filamenteux extensible, qui permet aux mouvemens de se rétablir plus ou moins complétement après un temps qui est toujours long. On conçoit quels sont les dangers qui peuvent accompagner cette phlegmasie aiguë quand elle s'étend à une ou plusieurs articulations.

L'inflammation chronique produit les mêmes effets ; on a vu l'ulcération lui succéder (Béclard, *Anat. gén.*, 1re édit., p. 210). M. Cruveilhier a remarqué fréquemment l'oblitération de la cavité de ces membranes et leur transformation en tissu cellulaire, quand il existe dans leur voisinage des ulcères anciens (*Essai sur l'anat. pathol.*, t. I). La dégénérescence de ces capsules synoviales en tumeurs fongueuse et cancéreuse, a été observée à la suite de leur irritation prolongée par un séton (S. Cooper, *Dict. de chirurg. prat.*, article GANGLION). Suivant Koch (*loc. cit.*, p. 242), le liquide que contiennent les tumeurs des bourses muqueuses des tendons subit quelquefois une altération qui le transforme en une matière caséiforme blanchâtre et jaunâtre. Les tumeurs qui sont le siége de cette altération, après avoir causé pendant long-temps des douleurs assez vives, s'ulcèrent, et la guérison ne peut être obtenue que par l'extirpation du mal à l'aide de l'instrument tranchant. Les observations de Fourcroy, que j'ai citées plus haut, portent à penser que la raideur et la difficulté des mouvemens qui succèdent à des accès répétés de rhumatisme ou de goutte, peuvent dépendre en partie des concrétions qui se déposent dans les capsules synoviales des tendons à la suite de leur inflammation.

Ces différentes altérations des bourses muqueuses, les tumeurs qu'elles forment, et leurs connexions avec les capsules articulaires, font aisément comprendre qu'elles aient pu être confondues souvent, sous le nom de *tumeurs blanches*, avec les maladies des articulations au voisinage desquelles elles sont situées (Béclard, *loc. cit.*, p. 211). Cependant, on pourra, le plus ordinairement, éviter cette erreur de diagnostic quand on aura assisté en quelque sorte au début de la maladie; car alors la région particulière et circonscrite qu'elle occupe permet de la distinguer d'une affection dont l'articulation elle-même serait primitivement le siége. Indépendamment des concrétions calcaires, tuberculeuses, des productions squirrheuses et cancéreuses qui peuvent se développer dans les bourses synoviales, ces capsules renferment assez fréquemment des corps fibro-cartilagineux, semblables à ceux dont j'ai parlé à l'article des *épanchemens* des bourses muqueuses sous-cutanées. Plusieurs auteurs ont attribué à l'irritation causée par la présence de ces corps étrangers, des accès d'épilepsie (Koch, *loc. cit.*, p. 258) mais les observations citées comme exemples ne sont rien moins que concluantes. Qu'il y ait eu, un petit nombre de fois, coexistence de phénomènes épileptiformes avec un ganglion renfermant des concrétions fibro-cartilagineuses, le fait est positif. Mais il n'existait là qu'une simple coïncidence tout exceptionnelle et très rare, car l'observation démontre que, dans la majorité des cas, les tumeurs de cette espèce qui contiennent ces corps étrangers, et on en trouve assez fréquemment, ne donnent lieu à aucun symptôme de ce genre. En général, elles sont indolores, et ne produisent qu'une gêne plus ou moins grande suivant la région où elles sont situées. Il en est de même de l'hydropisie de ces capsules : elle n'est pas très rare, et a d'autant plus d'analogie avec l'hygroma, qu'elle existe le plus habituellement dans les bourses synoviales qui sont superficielles. D'après tous les faits qui précèdent, je n'hésite pas à penser que la plupart des tumeurs, décrites sous le nom de *ganglions*, qui ont leur siége dans les capsules synoviales des tendons, sont le résultat de l'irritation et de l'inflammation de ces mêmes capsules.

On trouvera à l'article GANGLION l'histoire de ces tumeurs, et l'exposé du traitement qui leur est applicable. Quant à celui que réclame l'inflammation aiguë et chronique des bourses muqueuses dont il est ici question, je ne pourrais que répéter ce que j'ai dit à l'article du traitement des épanchemens et de l'inflammation des bourses muqueuses sous-cutanées. En outre, le lecteur pourra consulter l'article ARTICULATIONS (inflammation des) ; il lui fournira le complément des moyens thérapeutiques auxquels on peut encore recourir avec avantage.

OLLIVIER.

BIBLIOGRAPHIE.

JANCKE (J. G.). *Progr. de capsis tendinum articularibus.* Leipzig, 1753, in-4°.

FOURCROY (de). *Mémoire pour servir à l'histoire anatomique des tendons, dans lequel on s'occupe spécialement de leurs capsules muqueuses*. Acad. roy. des sc. Mém. 1785, p. 392. — 2e Mém. *Ibid.*, p. 414. — 3e Mém. *Ibid.*, 1786, Mém. p. 38. — 4e Mém. *Ibid.*, p. 550. — 5e Mém. *Ibid.*, 1787. Mém., p. 289. — 6e et dernier Mém. *Ibid.*, p. 301.

Monro (Alex.). *A description of all the bursæ mucosæ of the human body, their structure explained and compared with that of the capsular ligaments of the joints and of those sacs which line the cavities of the thorax and abdomen; with remarks on the accidents and diseases which affect those several sacs, and on the operations necessary for their cure, illustrated with tables*. Edimbourg, 1788, in-fol.

Koch (Christ. Mart.), resp. A. G. Eysold. *Diss. anatomico-physica de bursis tendinum mucosis*. Leipzig, 1789, in-4°. — *Recus. in* J. P. Frank, Delect. Opuc. med., etc., t. x, 1791, in-8°, p. 140. — Koch. *Diss. de morbis bursarum tendinum mucosarum*. Leipzig, 1790, in-4°. — *Recus. in* Franck. Delect. Opuc. med., t. x, p. 206.

Gerlach (F. E.), præs. Nuernberger. *Diss. de bursis tendinum mucosis in capite et collo reperiundis*. Wittemberg, 1793, in-4°, fig.

Herwig (J. Christ. Geor. Theod.). *Diss. de morbis bursarum mucosarum*. Gottingue, 1795, in-4°.

Lauth (Thom.). *Élémens de myologie et de syndesmologie*. Bâle et Paris, 1798, in-8°, t. i.

Alex. Monroi icones et descriptiones bursarum mucosarum corporis humani correctiores auctioresque edidit Jo. Christ. Rosenmuller (Lat. et Germ.). Leipzig, 1799, in-fol., xv tab. aen. — L'éditeur expose avec beaucoup de soin tout ce qui avait été fait jusqu'alors sur la matière.

Asselin (Michel). *Considérations sur les tumeurs des bourses ou capsules muqueuses du genou, et sur le traitement de quelques ulcères fistuleux*. Thèses de Strasbourg, an xi. (1803.)

Schreger (Bern. Nathan. Gottl.). *De bursis mucosis subcutaneis. Accedunt tabulæ novem lithographicæ*. Erlang, 1825, in-fol.

Dez.

Imprimerie de Rignoux et Ce, rue des Francs-Bourgeois-S.-Michel, 8.

www.ingramcontent.com/pod-product-compliance
Ingram Content Group UK Ltd.
Pitfield, Milton Keynes, MK11 3LW, UK
UKHW012307240726
13966UKWH00004B/1710

9 782013 039826